MANGER POUR GUÉRIR

Les Aliments Qui Nourrissent Votre Corps

KOUADIO KONAN JOEL

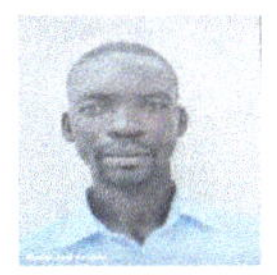

CONTENTS

PRÉAMBULE

Bienvenue dansManger Pour GuérirLes Aliments Qui Nourrissent Votre Corps. Ce livre a été créé pour vous aider à découvrir le pouvoir de l'alimentation dans le soutien de votre santé et la promotion de la guérison. Nous croyons fermement que les aliments que nous consommons ont un impact profond sur notre bien-être physique, mental et émotionnel.

Dans ces pages, vous explorerez les aliments qui sont de véritables alliés pour votre corps. Nous vous guiderons à travers divers chapitres dédiés à différents aspects de la santé, mettant en lumière les nutriments clés, les super aliments, les aliments anti-inflammatoires et bien d'autres encore.

Notre objectif est de vous fournir des informations claires, fondées sur des recherches scientifiques actuelles, afin que vous puissiez prendre des décisions éclairées en matière d'alimentation. Nous vous présenterons les bienfaits de chaque aliment, les nutriments essentiels qu'ils contiennent et leur impact sur des aspects spécifiques de la santé.

Ce livre est conçu pour être à la fois informatif et pratique. Vous trouverez des conseils sur la manière d'intégrer ces aliments dans votre alimentation quotidienne, des recettes délicieuses et saines, ainsi que des stratégies pour faire des choix alimentaires équilibrés.

Nous vous encourageons également à adopter une approche holistique de la santé. L'alimentation joue un rôle essentiel, mais il est tout aussi important de prendre en compte d'autres aspects tels que l'activité physique, la gestion du stress et le sommeil. Une approche globale vous permettra d'optimiser les bienfaits des aliments que vous consommez.

PLAN DU LIVRE

Titre : Révolutionnez Votre Santé : Les Secrets de l'Alimentation qui Guérit

Introduction

- Présentation du livre et de ses objectifs

- Importance de l'alimentation pour la santé globale

Chapitre 1 : Les Fondements De L'alimentation Saine

- 1.1 Les principes de base de la nutrition

- 1.2 L'impact de l'alimentation sur la santé

- 1.3 Le concept de "Manger pour guérir"

- 1.4 Les défis de l'alimentation moderne

- 1.5 Les principes d'une alimentation équilibrée

- 1.6 La bio-individualité en nutrition

Chapitre 2 : Les Groupes Alimentaires Et Leurs Bienfaits

- 2.1 Les différents groupes alimentaires

- 2.2 Les nutriments essentiels

- 2.3 Les fibres alimentaires et leurs bienfaits

- 2.4 Les différents types de graisses alimentaires

- 2.5 L'importance de l'hydratation

- 2.6 Les conséquences de la consommation excessive d'aliments transformés

- 2.7 Allergies alimentaires et besoins nutritionnels spécifiques

Chapitre 3 : Les Super Aliments Pour La Santé

- 3.1 Introduction aux super aliments

- 3.2 Les bienfaits des fruits et légumes

- 3.3 Les super aliments d'origine végétale

- 3.4 Les super aliments d'origine animale

- 3.5 Les super aliments issus de la nature

- 3.6 Intégration des super aliments dans l'alimentation quotidienne

Chapitre 4 : Les Aliments Anti-

Inflammatoires

risques de maladies cardiaques

Chapitre 7 : Les Aliments Pour La Santé Cérébrale

- 7.1 Introduction à la santé cérébrale

- 7.2 Les nutriments essentiels pour le cerveau

- 7.3 Les aliments pour améliorer la concentration, la mémoire et la santé mentale

- 7.4 L'importance d'une alimentation équilibrée pour la santé cérébrale

Chapitre 8 : L'alimentation Pour La Santé Digestive

- 8.1 Introduction à la santé digestive

- 8.2 Les aliments qui favorisent une digestion saine

- 8.3 Les principes d'une alimentation équilibrée pour la santé intestinale

Chapitre 9 : Les Aliments Pour La Santé Osseuse

- 9.1 Introduction à la santé osseuse

- 9.2 Les nutriments clés pour des os solides

- 9.3 Les aliments qui préviennent l'ostéoporose et favorisent la densité osseuse

Chapitre 10 : L'alimentation Pour La Gestion Du Poids Et L'énergie

- 10.1 Introduction à la gestion du poids et à l'énergie

- 10.2 Les principes d'une alimentation équilibrée pour la gestion du poids

- 10.3 Les aliments qui favorisent la satiété et l'énergie

- 10.4 Les stratégies pour maintenir des niveaux d'énergie stables

Chapitre 11 : L'alimentation Pour Une Peau Éclatante

- 11.1 Introduction à la santé de la peau

- 11.2 Les nutriments essentiels pour une peau saine

- 11.3 Les aliments pour une peau éclatante

Chapitre 14 : L'alimentation Durable Et Éthique

- 14.1 Introduction à l'alimentation durable

- 14.2 Les principes de l'alimentation durable

- 14.3 Les avantages de l'alimentation durable pour la santé et l'environnement

- 14.4 Comment adopter une alimentation durable au quotidien

Chapitre 15 : L'alimentation Et La Longévité

- 15.1 Introduction à la relation entre l'alimentation et la longévité

- 15.2 Les régimes alimentaires associés à la longévité

- 15.3 Les aliments qui favorisent la longévité

- 15.4 Habitudes alimentaires pour promouvoir la longévité

Chapitre 16 : Recettes Et Idées De Repas

Chapitre 17 : Conseils Pour Une Alimentation Équilibrée En Déplacement

Chapitre 18 : La Planification Des Repas

Pour Une Alimentation Équilibrée

Chapitre 19 : Adapter L'alimentation Aux Différentes Phases De La Vie

Chapitre 20 : Conclusion Et Dernières Réflexions

- 20.1 Récapitulatif des points clés

- 20.2 Encouragement à adopter une alimentation saine

- 20.3 Réflexions finales

REVOLUTIONNEZ VOTRE SANTE : LES SECRETS DE L'ALIMENTATION QUI GUERIT

CHAPITRE 1 : INTRODUCTION À L'ALIMENTATION ET À LA GUÉRISON

1.1 Les Fondements De L'alimentation : Un Aperçu Des Principes De Base

Les macronutriments - glucides, protéines et lipides - jouent des rôles essentiels dans notre corps. Les glucides fournissent de l'énergie immédiate, soutiennent le fonctionnement du cerveau et alimentent les muscles. Les protéines sont les éléments constitutifs des tissus comme les muscles et les organes et participent à de nombreuses fonctions biologiques. Les lipides sont une source d'énergie concentrée, isolent et protègent les organes, et facilitent l'absorption des vitamines liposolubles.

Quant aux micronutriments - vitamines et minéraux - ils sont nécessaires en petites quantités mais sont essentiels pour maintenir une bonne santé. Les vitamines soutiennent des fonctions vitales telles que la croissance cellulaire, le métabolisme et l'immunité. Les minéraux tels que le calcium, le fer et le zinc sont nécessaires pour la formation osseuse, la fonction nerveuse et la régulation des réactions chimiques dans le corps.

Pour maintenir une santé optimale, il est important de rechercher un équilibre alimentaire en incluant une variété de choix alimentaires. Cela garantit un apport adéquat en macronutriments et micronutriments ainsi qu'une diversité de nutriments essentiels pour soutenir toutes les fonctions corporelles.

1.2 L'alimentation Et La Santé : L'influence De Notre Alimentation Sur Notre Bien-Être

L'alimentation joue un rôle crucial dans la prévention des maladies et dans la gestion de nombreux troubles de santé courants. Nos habitudes alimentaires peuvent influencer directement notre risque de développer diverses conditions médicales. Par exemple, une alimentation riche en fruits, légumes, grains entiers et sources de protéines maigres est associée à une réduction du risque de maladies cardiovasculaires, de diabète de type 2, d'obésité et de certains types de cancer.

D'autre part, une alimentation déséquilibrée, caractérisée par une consommation excessive d'aliments transformés, de sucres ajoutés et de gras saturés, peut contribuer au développement de ces mêmes problèmes de santé. Des troubles comme l'hypertension, l'hypercholestérolémie, les maladies inflammatoires de l'intestin, l'ostéoporose et les troubles métaboliques peuvent également être influencés par notre alimentation.

Il est donc primordial de comprendre les liens entre l'alimentation et les troubles de santé courants, car cela nous permet de prendre des décisions éclairées en matière d'alimentation et d'adopter des habitudes alimentaires favorables à notre santé.

Bien sûr, voici la suite du texte, révisée pour une meilleure clarté et attractivité :

1.3 Le Concept De "Manger Pour Guérir" : Comprendre Le Pouvoir Des Aliments

Les aliments ne sont pas simplement des sources de calories, mais aussi des réservoirs de nutriments essentiels, de composés bioactifs et d'antioxydants qui favorisent la guérison et soutiennent la santé globale. Les nutriments tels que les vitamines, les minéraux et les acides gras essentiels fournissent les éléments de base nécessaires au fonctionnement optimal de notre corps.

De plus, de nombreux aliments contiennent des composés bioactifs tels que les polyphénols dans les fruits et légumes, qui ont des effets bénéfiques sur la santé. Ces composés peuvent réduire l'inflammation, renforcer le système immunitaire, favoriser la détoxification et protéger contre les maladies chroniques. Les antioxydants présents dans certains aliments sont des molécules qui aident à neutraliser les radicaux libres, réduisant ainsi les dommages oxydatifs et l'inflammation dans le corps.

En incorporant une variété d'aliments riches en nutriments, composés bioactifs et antioxydants dans notre alimentation quotidienne, nous pouvons renforcer notre système immunitaire, favoriser la guérison des tissus endommagés, soutenir la santé cardiaque, cérébrale et digestive, et réduire le risque de maladies chroniques. Il est donc essentiel de choisir des aliments frais, complets et variés pour bénéficier de tous les nutriments et composés bioactifs dont notre corps a besoin pour maintenir un état de santé optimal et favoriser la guérison lors de maladies ou blessures.

1.4 L'alimentation Moderne Et Les Défis De Notre Époque

L'alimentation moderne a été marquée

par une augmentation de la consommation d'aliments transformés, d'additifs alimentaires et d'aliments ultra-transformés. Cependant, ces choix alimentaires peuvent avoir des conséquences néfastes sur notre santé. Les aliments transformés subissent des modifications qui altèrent leur état naturel. Ils sont souvent riches en sucres ajoutés, en gras saturés, en sel et en additifs artificiels pour améliorer la saveur, la texture et la durée de conservation. Une consommation excessive de ces aliments est associée à un risque accru de maladies cardiovasculaires, d'obésité, de diabète de type 2 et d'autres problèmes de santé.

Les additifs alimentaires, tels que les colorants, les conservateurs et les édulcorants artificiels, sont souvent utilisés pour améliorer l'apparence, la durée de conservation et la saveur des aliments transformés. Cependant, certains de ces additifs peuvent être associés à des réactions allergiques, des problèmes digestifs et d'autres effets indésirables sur la santé. Les aliments ultra-transformés, quant à eux, subissent plusieurs étapes de transformation et contiennent souvent peu de nutriments bénéfiques pour la santé. Ils sont riches en calories vides, en gras et en sucres raffinés. Une consommation fréquente d'aliments ultra-transformés est associée à un risque accru d'obésité, de maladies cardiaques et de certains types de cancer.

Parallèlement, l'industrialisation de l'agriculture et de la production alimentaire a entraîné des problèmes environnementaux et sanitaires. L'utilisation intensive de pesticides, d'engrais chimiques et d'élevage intensif peut entraîner une contamination des aliments par des résidus chimiques, ainsi que des problèmes de qualité nutritionnelle des produits agricoles. De plus, cette industrialisation contribue à la dégradation des sols, à la perte de biodiversité et à la pollution de l'eau.

Pour préserver notre santé, il est important

de privilégier des aliments frais, non transformés et issus d'une agriculture respectueuse de l'environnement. En optant pour une alimentation principalement composée de fruits, légumes, céréales complètes, légumineuses, protéines maigres et sources de graisses saines, nous pouvons réduire notre exposition aux effets néfastes des aliments transformés et contribuer à un système alimentaire plus durable.

1.5 Les Principes D'une Alimentation Équilibrée Et Nourrissante

Les lignes directrices nutritionnelles fournissent des recommandations sur la façon de créer une alimentation saine et équilibrée. Voici quelques principes pour créer des repas nourrissants au quotidien :

1. Inclure une variété d'aliments : Optez pour une diversité de fruits, légumes, céréales complètes, protéines maigres, produits laitiers faibles en gras et sources de graisses saines. Cela garantit un apport

adéquat en nutriments essentiels.

2. Équilibrer les macronutriments : Assurez-vous que chaque repas contient une combinaison de glucides, de protéines et de lipides. Les glucides fournissent de l'énergie, les protéines aident à la construction et à la réparation des tissus, et les lipides sont nécessaires pour l'absorption des vitamines et la santé cellulaire.

3. Limiter les sucres ajoutés et les gras saturés : Réduisez la consommation d'aliments riches en sucres ajoutés comme les boissons sucrées et les desserts. Limitez également les aliments riches en gras saturés tels que les viandes grasses et les aliments frits.

4. Favoriser les aliments non transformés : Choisissez des aliments frais et non transformés autant que possible. Évitez les aliments ultra-transformés qui sont souvent riches en calories vides et en additifs.

5. Contrôler les portions : Soyez conscient des portions que vous consommez pour éviter les excès. Utilisez des assiettes plus petites, préparez des portions adaptées et écoutez les signaux de satiété de votre corps.

6. Hydratation adéquate : Buvez suffisamment d'eau tout au long de la journée. Évitez les boissons sucrées et limitez la consommation d'alcool.

7. Planification des repas : Prévoyez et préparez vos repas à l'avance pour éviter les choix alimentaires impulsifs et malsains. Assurez-vous d'avoir des aliments nutritifs à portée de main.

8. Manger consciemment : Pratiquez la pleine conscience en mangeant. Savourez chaque bouchée, mangez lentement et écoutez les signaux de faim et de satiété de votre corps.

En suivant ces principes, vous pouvez créer

des repas équilibrés et nourrissants au quotidien, soutenant ainsi votre santé et votre bien-être global.

1.6 La Notion De Bio-Individualité : Chaque Individu Est Unique

Lorsque vous recherchez des informations nutritionnelles fiables, il est essentiel de vous référer à des sources de confiance. Voici quelques ressources et stratégies pour évaluer la crédibilité des informations nutritionnelles :

1. Livres recommandés :

   - "Nutrition : Concepts and Controverses" de Frances Sizer et Ellie Whitney

   - "The China Study" de T. Colin Campbell et Thomas M. Campbell

   - "In Defense of Food" de Michael Pollan

   - "Food Rules : An Eater's Manual" de Michael Pollan

2. Sites web de confiance :

- Centre for Science in the Public Interest (CSPI) - www.cspinet.org

- National Institutes of Health (NIH) - www.nih.gov

- Food and Agriculture Organization of the United Nations (FAO) - www.fao.org/nutrition/en/

- Academy of Nutrition and Dietetics - www.eatright.org

3. Recherche d'experts de confiance :

-    Consultez des nutritionnistes et diététiciens agréés (RD) pour obtenir des conseils personnalisés.

-    Suivez les travaux de chercheurs renommés dans le domaine de la nutrition tels que Marion Nestle, Walter Willett et David Katz.

Stratégies pour évaluer la crédibilité des informations nutritionnelles :

- Vérifiez les références : Recherchez des informations basées sur des études scientifiques récentes et crédibles. Vérifiez si les références sont fournies pour étayer les affirmations avancées.

- Évaluez la source : Recherchez des sources provenant d'organismes gouvernementaux, d'institutions de recherche, de publications scientifiques ou d'experts reconnus dans le domaine de la nutrition.

- Méfiez-vous des revendications trop simplistes ou des solutions miracles.

- Soyez attentif aux biais potentiels : Recherchez des informations objectives et impartiales, sans liens d'intérêts commerciaux ou financiers évidents.

- Comparez les informations : Consultez plusieurs sources fiables pour obtenir un large éventail de perspectives et éviter les informations contradictoires.

En utilisant ces ressources et en appliquant des stratégies d'évaluation de la crédibilité, vous pouvez accéder à des informations nutritionnelles de qualité pour prendre des décisions éclairées en matière de santé et de bien-être.

1.7 Prendre Le Contrôle De Sa Santé Par L'alimentation

Utiliser les connaissances nutritionnelles pour prendre des décisions éclairées en matière d'alimentation est essentiel pour promouvoir une santé optimale. Voici quelques conseils pour y parvenir :

1. Éduquez-vous : Apprenez les bases de la nutrition en vous informant sur les macronutriments, les micronutriments, les groupes alimentaires et leurs rôles dans le corps. Comprenez les concepts clés tels que les calories, les besoins nutritionnels spécifiques et les recommandations alimentaires.

2. Analysez vos besoins individuels : Chacun a des besoins nutritionnels différents en fonction de son âge, de son sexe, de son niveau d'activité physique et de ses conditions de santé. Consultez un professionnel de la santé qualifiée,

comme un nutritionniste ou un diététicien, pour obtenir des recommandations personnalisées en fonction de votre situation spécifique.

3. Évaluez votre alimentation actuelle : Passez en revue vos habitudes alimentaires et identifiez les zones à améliorer. Examinez les groupes alimentaires que vous consommez le plus ou le moins et assurez-vous d'avoir une alimentation équilibrée et variée.

4. Lisez les étiquettes nutritionnelles : Familiarisez-vous avec la lecture des étiquettes nutritionnelles sur les emballages des aliments. Cela vous permettra de connaître la composition nutritionnelle des produits que vous achetez et de faire des choix plus informés.

5. Faites des choix alimentaires basés sur des preuves : Utilisez vos connaissances nutritionnelles pour évaluer les options alimentaires disponibles. Optez pour des

aliments entiers, frais et non transformés autant que possible. Choisissez des aliments riches en nutriments plutôt que des aliments vides en calories.

6. Pratiquez la modération : Adoptez une approche équilibrée et modérée envers les aliments. Évitez les régimes extrêmes et les restrictions excessives. Favorisez une alimentation variée qui vous permet de profiter de différents aliments tout en maintenant un équilibre global.

7. Faites preuve d'autonomie et de responsabilité : Vous êtes le principal décideur de votre alimentation. Prenez des décisions éclairées en tenant compte de vos connaissances nutritionnelles et de vos besoins individuels. Soyez responsable de vos choix alimentaires et des effets qu'ils ont sur votre santé et votre bien-être.

Rappelez-vous que l'alimentation est un aspect important de notre vie, mais il ne s'agit pas seulement de la nutrition.

Il est également essentiel d'apprécier les aspects culturels, sociaux et émotionnels de la nourriture. Trouvez un équilibre entre l'alimentation saine et le plaisir de manger tout en restant conscient des choix que vous faites et de leur impact sur votre santé à long terme.

CHAPITRE 2 : LES FONDEMENTS D'UNE ALIMENTATION SAINE

2.1 Les Groupes Alimentaires Et Leurs Rôles

Les différents groupes alimentaires jouent des rôles spécifiques dans notre corps et fournissent les nutriments essentiels dont nous avons besoin pour une santé optimale. Voici un aperçu des principaux groupes alimentaires :

1. Fruits et légumes : Ils sont riches en vitamines, minéraux, fibres et antioxydants. Les fruits et légumes contribuent à renforcer notre système immunitaire, à prévenir les maladies chroniques, à maintenir un poids santé et à favoriser une bonne digestion. L'Organisation mondiale de la santé (OMS) recommande de consommer au moins cinq portions de fruits et légumes par jour.

2. Céréales : Les céréales comme le riz, le blé, l'avoine et le quinoa sont une source importante de glucides complexes, de fibres et de certaines vitamines B. Elles fournissent de l'énergie durable, favorisent le fonctionnement du cerveau et du système nerveux et aident à maintenir un bon transit intestinal. Il est recommandé de privilégier les céréales complètes, qui sont plus riches en nutriments.

3. Protéines : Les protéines sont essentielles pour la croissance, la réparation et le maintien des tissus corporels. Elles sont présentes dans les viandes, les poissons, les œufs, les légumineuses, les noix et les graines. Les protéines fournissent également des acides aminés nécessaires à la production d'enzymes, d'hormones et d'anticorps. Les quantités recommandées varient en fonction de l'âge, du sexe et du niveau d'activité physique.

4. Produits laitiers : Les produits laitiers tels que le lait, le fromage et le yogourt sont une

source importante de calcium, de vitamine D, de protéines et de certains nutriments. Ils contribuent à la santé des os et des dents, à la fonction musculaire et à la coagulation sanguine. Il est recommandé de choisir des options laitières faibles en matières grasses et sans ajout de sucre.

5. Matières grasses : Les matières grasses sont nécessaires dans notre alimentation, mais il est important de faire des choix judicieux. Les graisses insaturées, présentes dans les avocats, les noix, les graines et les huiles végétales, sont bénéfiques pour la santé cardiovasculaire. Les graisses saturées, présentes dans les viandes grasses, les produits laitiers riches en matières grasses et les aliments frits, devraient être consommées avec modération. Les gras Trans, présents dans les aliments transformés, devraient être évités autant que possible.

En maintenant un équilibre entre ces différents groupes alimentaires et en respectant les quantités recommandées, nous pouvons assurer un apport adéquat en nutriments essentiels pour soutenir notre santé globale. Il est recommandé de consulter les recommandations nutritionnelles spécifiques de votre pays ou d'un professionnel de la santé pour adapter ces quantités à vos besoins individuels.

2.2 Les Nutriments Essentiels

Les nutriments essentiels sont les composants clés de notre alimentation qui sont nécessaires pour maintenir une bonne santé. Ils se divisent en deux catégories : les macronutriments et les micronutriments.

1. Macronutriments :

- Glucides : Les glucides sont la principale source d'énergie pour notre corps. Ils se trouvent dans les aliments tels que les céréales, les légumes, les fruits et les produits laitiers. Les glucides fournissent de l'énergie rapidement disponible et aident au bon fonctionnement du cerveau et des muscles.

- Protéines : Les protéines sont essentielles à la croissance, à la réparation et au maintien des tissus corporels. Elles sont composées d'acides aminés et se trouvent dans les viandes, les poissons, les œufs, les produits laitiers, les légumineuses et les noix. Les protéines jouent un rôle crucial dans la construction des muscles, la synthèse des enzymes et des hormones, ainsi que dans le renforcement du système immunitaire.

- Lipides : Les lipides ou graisses sont une source concentrée d'énergie. Ils jouent un rôle essentiel dans la structure des cellules, l'absorption des vitamines liposolubles et la production d'hormones. Les sources de lipides comprennent les huiles végétales, les avocats, les noix, les graines et les poissons gras. Il est important de privilégier les graisses saines telles que les acides gras insaturés tout en limitant la consommation de graisses saturées et de gras trans.

2. Micronutriments :

- Vitamines : Les vitamines sont des

composés organiques nécessaires en petites quantités pour le bon fonctionnement du corps. Elles jouent un rôle essentiel dans de nombreuses réactions chimiques et processus métaboliques. Les sources de vitamines comprennent les fruits, les légumes, les produits laitiers et les céréales complètes. Chaque vitamine a des fonctions spécifiques et est importante pour maintenir une bonne santé.

- Minéraux : Les minéraux sont des éléments inorganiques nécessaires en petites quantités pour soutenir divers processus biologiques. Ils sont impliqués dans la formation des os, la régulation de la pression artérielle, le maintien de l'équilibre hydrique et bien d'autres fonctions. Les sources de minéraux comprennent les légumes verts, les produits laitiers, les fruits de mer, les noix et les légumineuses.

La consommation équilibrée de macronutriments et de micronutriments est essentielle pour soutenir une bonne santé, la croissance et le fonctionnement optimal de notre corps. Il est recommandé d'adopter une alimentation variée et équilibrée comprenant une grande variété d'aliments pour assurer un apport adéquat en nutriments essentiels.

2.3 Les Fibres Alimentaires

Les fibres alimentaires sont des composants végétaux non digestibles présents dans les aliments d'origine végétale. Elles jouent un rôle crucial dans notre alimentation et offrent de nombreux bienfaits pour la santé, en particulier pour la santé digestive. Voici quelques éléments clés sur les fibres alimentaires :

1. Types de fibres alimentaires :

   - Fibres solubles : Elles se dissolvent dans l'eau et forment une substance gélatineuse dans l'intestin. Les sources courantes de fibres solubles comprennent les fruits, les légumes, les légumineuses, les flocons d'avoine et les graines de chia.

   - Fibres insolubles : Elles ne se dissolvent

pas dans l'eau et ajoutent du volume aux selles, favorisant ainsi un transit intestinal régulier. Les céréales complètes, les légumes feuillus et les graines sont de bonnes sources de fibres insolubles.

2. Bienfaits pour la santé digestive :

- Favorisent le transit intestinal : Les fibres augmentent le volume des selles et aident à prévenir la constipation en facilitant le passage des déchets dans le côlon.

- Préviennent les troubles digestifs : Les fibres alimentaires peuvent réduire les risques de diverticulose, de diverticulite, de reflux gastro-œsophagien et de syndrome du côlon irritable.

- Maintiennent un microbiote intestinal sain : Les fibres servent de nourriture aux bactéries bénéfiques de notre intestin, favorisant ainsi une bonne santé intestinale et renforçant le système immunitaire.

3. Inclusion dans notre alimentation quotidienne :

- Augmenter la consommation de fruits et légumes : Incorporer des fruits et légumes frais ou cuits dans nos repas et collations pour augmenter notre apport en fibres.

- Opter pour des céréales complètes : Choisir du pain complet, des pâtes complètes, du riz brun et des céréales riches en fibres pour remplacer les versions raffinées.

- Ajouter des légumineuses à nos repas : Les lentilles, les haricots, les pois chiches et les pois sont d'excellentes sources de fibres.

- Consommer des graines et des noix : Les graines de lin, les graines de chia, les graines de tournesol, les amandes et les noix sont riches en fibres et peuvent être ajoutées aux smoothies, aux salades ou utilisées comme collations.

Il est recommandé de consommer entre 25 et 38 grammes de fibres par jour en fonction de l'âge, du sexe et des besoins individuels. Il est important d'augmenter progressivement la consommation de fibres pour éviter les troubles digestifs tels que les ballonnements ou les gaz En incluant une variété d'aliments riches en fibres dans notre alimentation quotidienne, nous soutenons notre santé digestive et générale.

2.4 Les Différents Types De Graisses Alimentaires

Les graisses alimentaires sont des macronutriments essentiels à notre alimentation, mais tous les types de graisses n'ont pas le même impact sur notre santé. Voici une exploration des différents types de graisses et de leurs effets sur notre bien-être :

1. Bonnes graisses - Acides gras insaturés :

- Acides gras mono insaturés : On les trouve dans des aliments tels que les avocats, les olives, les amandes, les noix de cajou et les huiles d'olive, d'avocat et d'arachide. Les acides gras mono insaturés sont bénéfiques pour la santé cardiovasculaire et peuvent aider à réduire le taux de cholestérol LDL (le "mauvais" cholestérol) dans le sang.

- Acides gras polyinsaturés : On les trouve dans des aliments tels que les poissons gras (saumon, truite, maquereau), les graines de lin, les graines de chia et les huiles de tournesol, de lin et de soja. Les acides gras polyinsaturés, en particulier les oméga-3 et les oméga-6, jouent un rôle important dans la santé cardiaque, la fonction cérébrale et l'inflammation régulée.

2. Mauvaises graisses - Acides gras saturés et gras trans :

- Acides gras saturés : On les trouve principalement dans les aliments d'origine animale tels que la viande grasse, le beurre, la crème, les fromages et les produits laitiers riches en matières grasses. Les acides gras saturés ont été associés à une augmentation du taux de cholestérol LDL et à un risque accru de maladies cardiovasculaires. Il est recommandé de limiter la consommation d'acides gras saturés.

- Gras trans : Les gras trans sont créés par un processus industriel appelé hydrogénation et se trouvent dans les aliments transformés, les aliments frits et les pâtisseries commerciales. Les gras trans sont considérés comme les plus nocifs pour la santé cardiovasculaire car ils augmentent le taux de cholestérol LDL et diminuent le taux de cholestérol HDL (le "bon" cholestérol). Il est recommandé d'éviter autant que possible les gras trans.

L'équilibre entre les différentes graisses dans notre alimentation est essentiel. Il est recommandé de privilégier les graisses saines telles que les acides gras insaturés en incluant des aliments comme les avocats, les noix, les poissons gras et les huiles végétales dans notre alimentation. Limiter la consommation d'acides gras saturés et éviter les gras trans est également important pour maintenir une bonne santé cardiovasculaire. Lire les étiquettes des aliments et choisir des options alimentaires plus saines peut aider à réduire notre apport en graisses moins bénéfiques pour notre corps.

2.5 L'importance De L'hydratation

L'eau est essentielle à la vie et joue un rôle crucial dans notre santé et notre bien-être. Voici pourquoi l'hydratation adéquate est si importante :

1. Rôle vital de l'eau :

- Équilibre hydrique : L'eau constitue environ 60% de notre poids corporel total et est nécessaire au bon fonctionnement de toutes les cellules, tissus et organes.

- Régulation de la température corporelle : L'eau aide à maintenir une température corporelle normale en évaporant sous forme de transpiration.

- Transport des nutriments : L'eau est le principal composant des fluides corporels tels que le sang, qui transportent les nutriments, les hormones et l'oxygène vers les cellules.

- Élimination des déchets : L'eau est essentielle pour éliminer les déchets du corps par l'urine, les selles et la transpiration.

2. Signes de déshydratation :

- Soif : La soif est un signe précoce de déshydratation. Il est important de ne pas ignorer la soif et de boire régulièrement de l'eau tout au long de la journée.

- Urine foncée : Une urine de couleur foncée est un indicateur de déshydratation. L'urine claire ou de couleur pâle est un signe d'hydratation adéquate.

- Fatigue et faiblesse : La déshydratation peut entraîner de la fatigue, de la somnolence et une diminution de la capacité de concentration.

- Bouche sèche et peau sèche : La déshydratation peut provoquer une sensation de bouche sèche, une diminution de la production de salive et une peau sèche.

3. Recommandations pour une hydratation optimale :

- Boire suffisamment d'eau : Les besoins en eau varient en fonction de plusieurs facteurs tels que l'âge, l'activité physique, la température et l'état de santé. En général, il est recommandé de boire au moins 8 verres d'eau par jour, soit environ 2 litres.

   - Écouter les signaux de soif : Boire de l'eau lorsque vous ressentez la soif est une bonne pratique pour maintenir une hydratation adéquate.

   - Considérer d'autres sources d'hydratation : Outre l'eau, les boissons non sucrées telles que les tisanes, les infusions, les soupes claires et les fruits et légumes riches en eau peuvent également contribuer à notre apport hydrique.

Il est important de maintenir une hydratation adéquate tout au long de la journée pour soutenir le fonctionnement optimal de notre corps. Écouter les signaux de soif, surveiller la couleur de notre urine et boire régulièrement de l'eau sont des habitudes essentielles pour maintenir une bonne hydratation et une santé globale.

2.6 Consommation Excessive D'aliments Transformés Et Choix Alimentaires Plus

Sains

La consommation excessive d'aliments transformés peut avoir des conséquences néfastes sur notre santé. Dans cette section, nous explorerons ces conséquences et fournirons des stratégies pour faire des choix alimentaires plus sains :

2.6.1 Conséquences De La Consommation D'aliments Transformés :

- Apport élevé en sucres ajoutés : Les aliments transformés sont souvent riches en sucres ajoutés, ce qui peut contribuer à la prise de poids, à l'augmentation du risque de diabète de type 2 et à d'autres problèmes de santé.

- Excès de sel : Les aliments transformés contiennent souvent des quantités élevées de sel, ce qui peut entraîner une pression artérielle élevée, des problèmes rénaux et cardiovasculaires.

- Graisses saturées et gras trans : Les aliments transformés peuvent contenir des graisses saturées et des gras trans, qui sont associés à un risque accru de maladies cardiovasculaires.

- Faible teneur en nutriments : Les aliments transformés ont souvent une faible teneur en nutriments essentiels tels que les vitamines, les minéraux et les fibres.

2.6.2 Stratégies Pour Faire Des Choix Alimentaires Plus Sains :

- Privilégier les aliments frais : Optez pour des aliments frais et non transformés tels que les fruits, les légumes, les grains entiers, les protéines maigres et les produits laitiers non sucrés.

- Préparer des repas faits maison : Cuisiner vos propres repas vous permet de contrôler les ingrédients et d'éviter les additifs et les conservateurs présents dans les aliments transformés.

- Lire attentivement les étiquettes nutritionnelles : Examiner les étiquettes des aliments pour connaître la teneur en sucres, en sel, en graisses saturées et en gras trans.

Choisissez des aliments avec des teneurs plus faibles dans ces éléments.

- Limiter les aliments transformés : Réduisez votre consommation d'aliments transformés tels que les sodas, les collations sucrées, les fast-foods et les plats préparés.

- Faire des choix informés au restaurant : Au restaurant, optez pour des plats composés d'aliments frais, demandez des modifications pour réduire l'apport en gras, en sel et en sucres ajoutés.

Il est essentiel d'être conscient des conséquences de la consommation excessive d'aliments transformés et de faire des choix alimentaires plus sains en privilégiant les aliments frais et non transformés. En lisant attentivement les étiquettes des aliments, en cuisinant vos propres repas et en limitant votre consommation d'aliments transformés, vous pouvez améliorer votre alimentation et soutenir une meilleure santé à long terme.

2.7 Allergies Alimentaires, Restrictions Et

Besoins Nutritionnels

Les allergies alimentaires et les restrictions alimentaires personnelles peuvent nécessiter des ajustements dans notre alimentation.

2.7.1 Allergies Alimentaires Courantes :

- Allergie au gluten : Nous discuterons des symptômes de la maladie cœliaque et de l'intolérance au gluten, ainsi que des alternatives sans gluten pour satisfaire nos besoins nutritionnels.

- Allergie aux arachides : Nous explorerons les précautions à prendre pour éviter les arachides et les sources cachées d'arachides dans notre alimentation, ainsi que des substituts sûrs.

- Allergie aux fruits de mer : Nous discuterons des réactions allergiques aux fruits de mer et des alternatives protéiques pour répondre à nos besoins sans risquer de réactions allergiques.

2.7.2 Restrictions Alimentaires Personnelles :

- Régimes végétariens : Nous expliquerons les différents types de régimes végétariens et comment s'assurer d'obtenir suffisamment de protéines, de fer, de calcium et de vitamines essentielles.

2.7.2 Restrictions Alimentaires Personnelles

- Régimes végétaliens : Nous aborderons les considérations spécifiques aux régimes végétaliens, y compris la vitamine B12, les protéines complètes et les sources alternatives de nutriments essentiels.

- Autres restrictions alimentaires : Nous traiterons d'autres choix alimentaires tels que les régimes sans lactose, sans œufs ou sans sucre, et comment satisfaire nos besoins nutritionnels tout en respectant ces restrictions.

2.7.3 Conseils Pour Satisfaire Les Besoins Nutritionnels :

- Planification des repas : Une planification adéquate des repas nous permettra de sélectionner les aliments appropriés pour satisfaire nos besoins nutritionnels spécifiques.

- Diversification de l'alimentation : En incluant une variété d'aliments dans notre alimentation, nous nous assurons de recevoir un large éventail de nutriments nécessaires.

- Suppléments nutritionnels : Dans certains cas, des suppléments peuvent être nécessaires pour combler les lacunes nutritionnelles causées par les allergies alimentaires ou les restrictions alimentaires.

Il est crucial de prendre en compte les allergies alimentaires courantes, les restrictions personnelles et les besoins nutritionnels lors de la planification de notre alimentation. En faisant des choix éclairés, en diversifiant notre alimentation et en s'assurant de recevoir tous les nutriments nécessaires, nous pouvons maintenir une alimentation équilibrée tout en respectant nos restrictions spécifiques.

CHAPITRE 3 : LES SUPER ALIMENTS POUR LA SANTÉ

3.1 Introduction Aux Super Aliments

L'intérêt croissant pour les super aliments découle de la reconnaissance de l'importance d'une alimentation équilibrée et nourrissante pour une santé optimale. Les super aliments offrent une concentration élevée de nutriments essentiels, ce qui en fait des ajouts précieux à notre alimentation quotidienne. En incorporant ces aliments dans notre régime alimentaire, nous pouvons aider à renforcer notre système immunitaire, améliorer notre santé cardiovasculaire, favoriser une peau saine, soutenir la fonction cérébrale et bien plus encore.

3.2 Les Bienfaits Des Fruits Et Légumes

Les fruits et légumes sont des

super aliments incontournables, riches en vitamines, minéraux, antioxydants et fibres. Leur consommation régulière est associée à de nombreux bienfaits pour la santé. Les fruits tels que les baies, les agrumes et les kiwis fournissent des doses généreuses de vitamine C, renforçant ainsi le système immunitaire et favorisant la santé de la peau. Les légumes tels que les épinards, les brocolis et les carottes regorgent également de nutriments essentiels.

En incorporant une variété de fruits et légumes colorés dans notre alimentation quotidienne, nous pouvons nourrir notre corps avec des nutriments essentiels et profiter de leurs multiples bienfaits pour notre bien-être global.

3.3 Les Super Aliments D'origine Végétale

Parmi les super aliments végétaux, les baies occupent une place de choix. Les baies telles que les myrtilles, les fraises et les framboises sont riches en antioxydants, en vitamines et en fibres. Elles peuvent contribuer à la prévention des maladies chroniques, à la protection contre les dommages causés par les radicaux libres et à la promotion d'une peau saine.

Les légumes verts à feuilles tels que les épinards, le chou frisé et la roquette sont également considérés comme des super aliments végétaux en raison de leur teneur élevée en nutriments essentiels. Les graines de lin, les graines de chia et les graines de chanvre font également partie des super aliments végétaux.

3.4 Les Super Aliments D'origine Animale

Les super aliments d'origine animale sont des sources concentrées de protéines de haute qualité, de vitamines, de minéraux et d'autres composés bénéfiques pour la santé. Les œufs sont l'un des super aliments d'origine animale les plus polyvalents. Ils sont riches en protéines complètes, en vitamines B12 et D, en choline et en acides gras essentiels.

Le yogourt probiotique est un autre super aliment d'origine animale. Il est une excellente source de protéines, de calcium, de vitamines B12 et D, ainsi que de probiotiques bénéfiques pour la santé digestive.

3.5 Les Super Aliments Issus De La Nature

Les super aliments issus de la nature offrent une gamme diversifiée de nutriments essentiels et de composés bénéfiques pour la santé. Les baies, les graines et les noix en sont des exemples typiques.

3.6 Intégration Des Super Aliments Dans Notre Alimentation Quotidienne

Pour intégrer les super aliments dans votre alimentation quotidienne de manière simple et créative, voici des stratégies :

- Faites une liste de super aliments :

Commencez par dresser une liste des super aliments que vous souhaitez inclure dans votre alimentation.

- Achetez des super aliments frais : Optez de préférence pour des super aliments frais et de saison.

- Préparez-les de différentes façons : Expérimentez différentes façons de préparer et de consommer vos super aliments.

- Associez-les à d'autres aliments sains : Combinez vos super aliments avec d'autres aliments sains pour créer des repas équilibrés.

- Essayez de nouvelles recettes : Explorez des recettes qui mettent en valeur les super aliments.

- Privilégiez la modération et l'équilibre : Bien que les super aliments soient bénéfiques pour la santé, il est important de les consommer avec modération.

En suivant ces conseils, vous pourrez intégrer facilement les super aliments dans votre alimentation quotidienne. Profitez de cette opportunité pour nourrir votre corps avec des aliments exceptionnels et améliorer votre bien-être global.

CHAPITRE 4 : LES ALIMENTS ANTI-INFLAMMATOIRES

4.1 Exploration Des Aliments Qui Réduisent L'inflammation Dans Le Corps

L'inflammation chronique est une condition qui peut contribuer au développement de diverses maladies, notamment les maladies cardiaques, le diabète de type 2, l'arthrite et même certains types de cancer. En adoptant une alimentation riche en aliments anti-inflammatoires, nous pouvons aider à prévenir et à atténuer cette inflammation indésirable.

1. Les fruits et légumes : Les fruits et légumes sont des sources essentielles d'antioxydants, de vitamines, de minéraux et de fibres qui jouent un rôle clé dans la réduction de l'inflammation.

2. Les poissons gras : Les poissons gras tels que le saumon, le thon et les sardines sont

une excellente source d'acides gras oméga-3 qui ont des effets anti-inflammatoires.

3. Les noix et les graines : Les noix, les amandes, les graines de lin et les graines de chia sont riches en acides gras oméga-3, en fibres et en antioxydants.

4. Les épices et les herbes : Certaines épices et herbes ont des propriétés anti-inflammatoires puissantes. Le curcuma, par exemple, contient un composé actif appelé curcumine.

5. Les huiles saines : Certaines huiles végétales telles que l'huile d'olive extra vierge et l'huile de coco contiennent des composés anti-inflammatoires bénéfiques.

En intégrant ces aliments anti-inflammatoires dans notre alimentation quotidienne, nous pouvons aider à réduire l'inflammation chronique dans notre corps et à promouvoir une meilleure santé.

4.2 Le Lien Entre L'inflammation Chronique Et Les Maladies

L'inflammation chronique est un processus biologique complexe qui se produit lorsque le système immunitaire est activé de manière continue. De nombreuses maladies chroniques telles que les maladies cardiaques, le diabète de type 2, l'arthrite, les maladies inflammatoires de l'intestin et même certains types de cancer sont étroitement liées à l'inflammation chronique. Adopter des habitudes de vie saines, telles que l'exercice régulier, la gestion du stress, un sommeil adéquat et une alimentation riche en aliments

Anti-inflammatoires, peut contribuer à réduire l'inflammation chronique et à prévenir ces maladies.

CHAPITRE 5 : LES ALIMENTS POUR RENFORCER LE SYSTÈME IMMUNITAIRE

5.1 Introduction Au Système Immunitaire Et À Son Rôle Dans La Santé

Le système immunitaire joue un rôle essentiel dans la protection de notre corps contre les infections et les maladies. Il est composé d'un réseau complexe d'organes, de cellules et de molécules qui travaillent ensemble pour détecter, neutraliser et éliminer les agents pathogènes envahissants tels que les virus, les bactéries et les parasites. Un système immunitaire fort est donc crucial pour maintenir notre santé et notre bien-être.

5.2 Les Nutriments Essentiels Pour Un Système Immunitaire Sain

Certains nutriments spécifiques jouent

un rôle clé dans le soutien et le renforcement du système immunitaire. Ils fournissent les éléments nécessaires au bon fonctionnement des cellules immunitaires et à la production d'anticorps.

Voici certains des nutriments importants pour un système immunitaire sain :

- Vitamine C : La vitamine C est un antioxydant puissant qui aide à renforcer les défenses immunitaires en favorisant la production de globules blancs, les cellules responsables de la lutte contre les infections. On la trouve notamment dans les agrumes, les baies, les kiwis et les légumes verts.

- Vitamine D : La vitamine D joue un rôle crucial dans la régulation du système immunitaire. Elle est produite par notre corps lorsqu'il est exposé à la lumière du soleil, mais on peut aussi la trouver dans certains aliments comme les poissons gras, les œufs et les champignons.

- Zinc : Le zinc est un minéral essentiel pour le bon fonctionnement du système immunitaire. Il participe à la production et à l'activité des cellules immunitaires. On le retrouve dans les viandes maigres, les fruits de mer, les légumineuses et les noix.

- Probiotiques : Les probiotiques sont des bactéries bénéfiques pour notre santé intestinale. Ils contribuent à renforcer notre système immunitaire en favorisant un équilibre sain de la flore intestinale. On les trouve dans les aliments fermentés comme le yaourt, la choucroute et le kéfir.

5.3 Les Aliments Pour Renforcer Le Système Immunitaire

En plus des nutriments spécifiques, il est important de consommer une alimentation équilibrée et variée pour soutenir un système immunitaire sain.

Voici des aliments qui sont bénéfiques pour renforcer l'immunité :

- Fruits et légumes : Ils sont riches en vitamines, minéraux et antioxydants qui aident à renforcer le système immunitaire. Les agrumes, les baies, les épinards, les carottes et les poivrons sont particulièrement bénéfiques.

- Poissons gras : Les poissons comme le saumon, le maquereau et les sardines sont riches en acides gras oméga-3 qui ont des propriétés anti-inflammatoires et renforcent l'immunité.

- Noix et graines : Elles sont riches en nutriments bénéfiques pour le système immunitaire tels que la vitamine E, le zinc et les acides gras oméga-3. Les amandes, les noix de cajou, les graines de tournesol et les graines de chia sont de bonnes options.

- Thé vert : Le thé vert est une boisson riche en antioxydants tels que les catéchines qui peuvent renforcer le système immunitaire et aider à combattre les infections.

- Légumineuses : Les légumineuses comme les lentilles, les haricots et les pois chiches sont riches en protéines végétales, en fibres et en divers nutriments qui soutiennent le système immunitaire.

5.4 Conseils Pour Maintenir Un Système Immunitaire Sain Grâce À L'alimentation

Pour maintenir un système immunitaire sain par le biais de l'alimentation, voici quelques conseils pratiques :

- Adoptez une alimentation équilibrée et variée comprenant une grande quantité de fruits, légumes, grains entiers, sources de protéines maigres et graisses saines.

- Limitez la consommation d'aliments transformés riches en sucres ajoutés, en gras saturés et en additifs artificiels.

- Assurez-vous d'obtenir suffisamment de nutriments essentiels en incluant une diversité d'aliments dans votre alimentation quotidienne.

- Consommez des aliments riches en antioxydants pour combattre les radicaux libres et protéger les cellules immunitaires.

- Hydratez-vous en buvant suffisamment d'eau tout au long de la journée.

- Évitez le tabac et l'alcool en excès car ils peuvent affaiblir le système immunitaire.

- Maintenez un poids santé en faisant de l'exercice régulièrement et en adoptant un mode de vie actif.

En suivant ces conseils et en mettant l'accent sur une alimentation saine et équilibrée, vous pouvez renforcer votre système immunitaire et favoriser une meilleure santé globale.

CHAPITRE 6 : LA NUTRITION POUR LA SANTÉ CARDIAQUE

6.1 Introduction À La Santé Cardiaque Et Son Importance

La santé cardiaque est d'une importance primordiale pour notre bien-être général. Les maladies cardiaques telles que les maladies coronariennes, les accidents vasculaires cérébraux et l'hypertension artérielle sont parmi les principales causes de décès dans le monde. Heureusement, de nombreux facteurs liés à notre mode de vie, y compris notre alimentation, peuvent influencer positivement notre santé cardiaque.

6.2 Les Aliments Favorables À La Santé Cardiovasculaire

Certains aliments sont particulièrement bénéfiques pour la santé du cœur. Ils contribuent à réduire les facteurs de risque tels que le cholestérol élevé, l'inflammation et l'hypertension artérielle.

Voici Quelques Aliments Qui Favorisent La Santé Cardiovasculaire :

- Les fruits et légumes : Riches en fibres, en antioxydants et en nutriments essentiels, les fruits et légumes jouent un rôle clé dans la prévention des maladies cardiaques. Les baies, les agrumes, les épinards, les tomates et les brocolis sont particulièrement recommandés.

- Les poissons gras : Les poissons comme le saumon, le maquereau, les sardines et les truites sont riches en acides gras oméga-3 qui sont bénéfiques pour le cœur. Ils aident à réduire l'inflammation, à abaisser le taux de triglycérides et à maintenir un rythme cardiaque régulier.

- Les grains entiers : Les grains entiers tels que l'avoine, le quinoa, le riz brun et le blé entier sont riches en fibres solubles, en antioxydants et en nutriments essentiels. Ils aident à réduire le cholestérol LDL (mauvais cholestérol) et à maintenir une pression artérielle saine.

- Les légumineuses : Les légumineuses comme les haricots, les lentilles et les pois chiches sont une excellente source de protéines végétales, de fibres et de minéraux. Elles contribuent à réduire le risque de maladies cardiaques en maintenant un taux de cholestérol sain et en favorisant une glycémie stable.

- Les noix et les graines : Les noix, les amandes, les noisettes, les graines de lin et les graines de chia sont riches en acides gras insaturés, en fibres, en vitamines et en minéraux. Elles sont bénéfiques pour la santé cardiaque en réduisant le cholestérol LDL et en améliorant la fonction endothéliale.

- Les graisses saines : Les graisses insaturées, telles que l'huile d'olive, l'avocat et les huiles de noix, sont préférables aux graisses saturées. Elles aident à maintenir un taux de cholestérol sain et à réduire l'inflammation.

6.3 Stratégies Diététiques Pour Réduire Les

Risques De Maladies Cardiaques

En plus d'incorporer des aliments favorables à la santé cardiovasculaire, il est important d'adopter des stratégies diététiques globales pour réduire les risques de maladies cardiaques. Voici quelques conseils pratiques :

- Limitez la consommation de graisses saturées et de gras trans présents dans les aliments frits, les produits laitiers riches en matières grasses, la viande rouge et les aliments transformés.

- Réduisez la consommation de sel en évitant les aliments salés et en cuisinant davantage à partir d'ingrédients frais.

- Contrôlez votre consommation de sucre en limitant les aliments sucrés et les boissons gazeuses.

- Optez pour des méthodes de cuisson saines comme la cuisson à la vapeur, la cuisson au four ou la cuisson à la poêle avec peu de matières grasses.

- Maintenez un poids santé en adoptant

une alimentation équilibrée et en pratiquant régulièrement une activité physique.

- Évitez de fumer et limitez votre consommation d'alcool.

En suivant ces stratégies diététiques et en adoptant un mode de vie sain dans son ensemble, vous pouvez réduire les risques de maladies cardiaques et favoriser une santé cardiaque optimale.

CHAPITRE 7 : LES ALIMENTS POUR LA SANTÉ CÉRÉBRALE

7.1 Introduction À La Santé Cérébrale Et Son Importance

La santé cérébrale est essentielle pour notre bien-être général et notre qualité de vie. Notre cerveau nécessite des nutriments spécifiques pour fonctionner de manière optimale, maintenir la concentration, la mémoire et favoriser une santé mentale équilibrée.

7.2 Les Nutriments Essentiels Pour Le Cerveau

- Les acides gras oméga-3 : ...meilleure cognition, à une réduction du déclin cognitif lié à l'âge et à une amélioration de l'humeur.

- Les antioxydants : Les antioxydants tels que les vitamines C et E, le bêta-carotène et les flavonoïdes aident à protéger les cellules cérébrales contre les dommages causés par les radicaux libres. On les trouve dans les fruits et légumes colorés, les baies, les noix et les légumineuses.

- Les vitamines B : Les vitamines B, notamment la vitamine B6, la vitamine B12 et l'acide folique, sont importantes pour la santé cérébrale et la production de neurotransmetteurs. Les sources alimentaires de vitamines B comprennent les légumes verts à feuilles, les légumineuses, les céréales complètes et les produits animaux.

- Les minéraux : Certains minéraux tels que le fer, le zinc et le magnésium jouent un rôle crucial dans la fonction cérébrale. Les aliments riches en ces minéraux comprennent les viandes maigres, les légumes verts, les graines et les fruits de mer.

7.3 Les Aliments Pour Améliorer La Concentration, La Mémoire Et La Santé Mentale

Certains aliments ont des effets bénéfiques spécifiques sur la concentration, la mémoire et la santé mentale. Voici quelques exemples :

- Les baies : Les baies telles que les bleuets, les fraises et les framboises sont riches en antioxydants et en flavonoïdes qui sont associés à une amélioration de la fonction cognitive et à une protection contre le déclin cognitif lié à l'âge.

- Les noix et les graines : Les noix, les amandes, les graines de tournesol et les graines de citrouille sont des sources de gras sains, de vitamines et de minéraux essentiels. Ils favorisent la concentration et la mémoire.

- Le poisson : Les poissons gras tels que le saumon, le thon et les sardines sont riches en acides gras oméga-3 qui favorisent la santé cérébrale, la concentration et l'humeur.

- Les légumes à feuilles vertes : Les légumes à feuilles vertes comme les épinards et le chou frisé sont riches en vitamines, minéraux et antioxydants qui soutiennent la santé cérébrale et la fonction cognitive.

7.4 L'importance D'une Alimentation Équilibrée Pour La Santé Cérébrale

Pour optimiser la santé cérébrale, il est essentiel d'adopter une alimentation équilibrée riche en nutriments essentiels. En plus de ces aliments spécifiques, il est important de consommer une variété d'aliments sains tels que des fruits, des légumes, des céréales complètes, des protéines maigres et des graisses saines. Une alimentation équilibrée fournira les nutriments nécessaires pour soutenir le cerveau et améliorer la concentration, la mémoire et la santé mentale.

En conclusion, la santé cérébrale est influencée par notre alimentation. En choisissant les bons aliments et en adoptant une alimentation équilibrée, nous pouvons soutenir la fonction cognitive, améliorer la concentration et favoriser une santé mentale optimale.

CHAPITRE 8 : L'ALIMENTATION POUR LA SANTÉ DIGESTIVE

8.1 Introduction À La Santé Digestive Et Son Importance

La santé digestive joue un rôle crucial dans notre bien-être général. Un système digestif sain nous permet d'assimiler correctement les nutriments, de maintenir un équilibre des bactéries intestinales bénéfiques et de prévenir les troubles digestifs.

8.2 Les Aliments Qui Favorisent Une Digestion Saine

Certains aliments sont connus pour leur capacité à favoriser une digestion saine et à prévenir les troubles digestifs. Voici quelques exemples :

- Les fibres : Les aliments riches en fibres tels que les fruits, les légumes, les légumineuses et les céréales complètes sont essentiels pour maintenir un bon transit intestinal et prévenir la constipation.

- Les probiotiques : Les aliments fermentés tels que le yaourt, la choucroute, le kéfir et le miso contiennent des probiotiques bénéfiques pour la santé intestinale. Ils aident à maintenir un équilibre des bactéries intestinales et favorisent une digestion optimale.

- Les aliments riches en enzymes : Certains aliments comme l'ananas et la papaye contiennent des enzymes digestives naturelles qui aident à décomposer les aliments et à faciliter leur digestion.

- Les graisses saines : Les graisses saines telles que les avocats, les noix et les graines contribuent à une digestion adéquate en stimulant la production de bile et en favorisant l'absorption des nutriments.

8.3 Les Principes D'une Alimentation Équilibrée Pour Maintenir La Santé Intestinale

Outre les aliments spécifiques, il est

important de suivre certains principes d'une alimentation équilibrée pour maintenir la santé intestinale :

- Consommez une variété d'aliments : Une alimentation diversifiée fournira une gamme de nutriments nécessaires pour soutenir la santé digestive. Incluez des fruits, des légumes, des céréales complètes, des protéines maigres et des graisses saines dans votre alimentation quotidienne.

- Hydratez-vous adéquatement : La consommation suffisante d'eau est essentielle pour maintenir un bon fonctionnement du système digestif. Buvez au moins 8 verres d'eau par jour et augmentez votre consommation lorsqu'il fait chaud ou pendant une activité physique intense.

- Limitez les aliments transformés et riches en graisses saturées : Les aliments transformés et riches en graisses saturées peuvent ralentir la digestion et provoquer des troubles digestifs. Optez pour des aliments frais et non transformés autant que possible.

- Pratiquez une alimentation consciente : Mangez lentement, mastiquez bien les aliments et évitez les repas trop copieux. Cela permet à votre corps de digérer plus facilement les aliments et réduit les risques de ballonnements ou d'inconfort digestif.

En conclusion, une alimentation équilibrée et riche en aliments favorisant une digestion saine est essentielle pour maintenir la santé digestive. En adoptant ces principes dans notre alimentation quotidienne, nous pouvons prévenir les troubles digestifs, favoriser un bon transit intestinal et améliorer notre bien-être global.

CHAPITRE 9 : LES ALIMENTS POUR LA SANTÉ OSSEUSE

9.1 Introduction À La Santé Osseuse Et Son Importance

La santé osseuse est essentielle pour maintenir notre mobilité et notre qualité de vie à long terme.

9.2 Les Nutriments Clés Pour Des Os Solides Et En Bonne Santé

Plusieurs nutriments jouent un rôle crucial dans le maintien de la santé osseuse. Voici quelques-uns des plus importants :

- Calcium : Le calcium est le principal minéral responsable de la construction et de la solidité des os. Les produits laitiers tels que le lait, le yaourt et le fromage sont d'excellentes sources de calcium. D'autres sources comprennent les légumes verts à feuilles sombres, les graines de sésame et les amandes.

- Vitamine D : La vitamine D est essentielle pour l'absorption du calcium et pour la formation osseuse. Elle peut être obtenue grâce à une exposition modérée au soleil et à des aliments tels que les poissons gras (saumon, sardines) et les champignons.

- Vitamine K : La vitamine K joue un rôle important dans la régulation du métabolisme osseux. On la trouve dans les légumes verts à feuilles sombres tels que les épinards et le chou kale ainsi que dans les huiles végétales comme l'huile d'olive et l'huile de colza.

- Protéines : Les protéines sont nécessaires pour la construction et la réparation des tissus, y compris les os. Les sources de protéines comprennent la viande maigre, la volaille, le poisson, les légumineuses et les produits laitiers.

- Magnésium : Le magnésium est impliqué dans la formation et le maintien des os. On le trouve dans les légumes verts, les noix, les graines et les céréales complètes.

9.3 Les Aliments Qui Préviennent L'ostéoporose Et Favorisent La Densité Osseuse

Outre les nutriments mentionnés, certains aliments spécifiques peuvent aider à prévenir l'ostéoporose et favoriser une densité osseuse optimale. Voici quelques exemples :

- Les produits laitiers : Le lait, le yaourt et le fromage sont riches en calcium et en vitamine D, ce qui en fait d'excellents choix pour renforcer les os.

- Les légumes verts à feuilles sombres : Les épinards, le chou kale, les feuilles de moutarde et autres légumes verts sont riches en calcium, en vitamine K et en magnésium qui contribuent tous à la santé osseuse.

- Les poissons gras : Les poissons tels que le saumon, le maquereau et les sardines sont riches en vitamine D et en acides gras oméga-3 qui favorisent la santé osseuse.

- Les fruits secs : Les figues, les dattes et

les pruneaux sont des sources naturelles de calcium, de magnésium et de vitamine K qui soutiennent la santé osseuse.

- Les graines de sésame : Les graines de sésame sont riches en calcium, en magnésium et en phosphore, des minéraux essentiels pour des os solides.

En intégrant ces aliments dans notre alimentation quotidienne, nous pouvons fournir à notre corps les nutriments nécessaires pour prévenir l'ostéoporose, favoriser une densité osseuse optimale et maintenir une bonne santé osseuse tout au long de notre vie.

CHAPITRE 10 : L'ALIMENTATION POUR LA GESTION DU POIDS ET L'ÉNERGIE

10.1 Introduction À La Gestion Du Poids Et À L'énergie

La gestion du poids et le maintien d'un niveau d'énergie stable sont des aspects importants de notre bien-être général. Une alimentation équilibrée et des choix alimentaires judicieux peuvent nous aider à atteindre et à maintenir un poids santé, ainsi qu'à maintenir des niveaux d'énergie optimaux tout au long de la journée.

10.2 Les Principes D'une Alimentation Équilibrée Pour La Gestion Du Poids

Pour gérer efficacement le poids, il est essentiel de suivre certains principes d'une alimentation équilibrée :

- Contrôlez les portions : Évitez les portions

excessives en utilisant des assiettes plus petites et en étant attentif aux signaux de satiété de votre corps. Mangez lentement pour permettre à votre corps de reconnaître quand vous êtes rassasié.

- Privilégiez les aliments riches en nutriments : Choisissez des aliments riches en nutriments mais pauvres en calories, comme les fruits, les légumes, les grains entiers et les protéines maigres. Ces aliments fournissent des vitamines, des minéraux et des fibres essentiels tout en vous aidant à rester rassasié plus longtemps.

- Évitez les sucres ajoutés et les aliments transformés : Limitez la consommation de boissons sucrées, de collations riches en sucres ajoutés et d'aliments transformés. Ces aliments sont souvent riches en calories vides et peuvent entraîner une prise de poids.

- Hydratez-vous : Boire suffisamment d'eau tout au long de la journée peut aider à réguler l'appétit et à maintenir des niveaux d'énergie stables. Parfois, la soif peut être confondue avec la faim, donc rester hydraté peut aider à éviter de trop manger.

- Planifiez vos repas : Planifiez vos repas à l'avance pour éviter les choix alimentaires impulsifs et les excès. Préparez des repas équilibrés à la maison et apportez des collations saines lorsque vous êtes en déplacement.

10.3 Les Aliments Qui Favorisent La Satiété Et L'énergie

Certains aliments sont particulièrement efficaces pour favoriser la satiété et maintenir des niveaux d'énergie stables :

- Les protéines : Les aliments riches en protéines comme les œufs, les viandes maigres, les poissons, les légumineuses et les produits laitiers aident à maintenir la satiété et à stabiliser les niveaux de sucre dans le sang.

- Les fibres : Les aliments riches en fibres comme les fruits, les légumes, les grains entiers et les légumineuses favorisent une digestion lente et prolongée, ce qui contribue à une sensation de satiété plus longue.

- Les graisses saines : Les graisses insaturées présentes dans les avocats, les noix, les graines et les huiles végétales aident à maintenir la satiété et à fournir une source d'énergie durable.

- Les glucides complexes : Les aliments riches en glucides complexes comme les patates douces, le quinoa, l'avoine et le riz brun fournissent une énergie stable et soutenue tout au long de la journée.

10.4 Les Stratégies Pour Maintenir Des Niveaux D'énergie Stables

Pour maintenir des niveaux d'énergie stables tout au long de la journée, voici quelques stratégies utiles :

- Mangez régulièrement : Plutôt que de consommer trois gros repas, optez pour plusieurs petits repas et collations tout au long de la journée pour maintenir des niveaux d'énergie stables.

- Évitez les pics de sucre : Limitez la

consommation d'aliments riches en sucres simples qui peuvent provoquer des pics et des chutes rapides de sucre dans le sang, entraînant des fluctuations d'énergie.

- Incluez des protéines à chaque repas : Les protéines aident à stabiliser les niveaux de sucre dans le sang et à maintenir la satiété. Assurez-vous d'inclure une source de protéines dans chaque repas et collation.

- Consommez des graisses saines : Les graisses insaturées fournissent une source d'énergie durable et aident à réguler l'appétit. Ajoutez des graisses saines à vos repas pour maintenir des niveaux d'énergie stables.

- Restez hydraté : La déshydratation peut entraîner de la fatigue et une diminution des niveaux d'énergie. Buvez suffisamment d'eau tout au long de la journée pour rester énergisé.

En suivant ces stratégies et en faisant des choix alimentaires équilibrés, vous pouvez maintenir des niveaux d'énergie stables, gérer efficacement votre poids et améliorer votre bien-être général.

CHAPITRE 11 : L'ALIMENTATION POUR UNE PEAU ÉCLATANTE

11.1 Introduction À La Santé De La Peau Et À L'importance De L'alimentation

La santé de notre peau est influencée par de nombreux facteurs, y compris notre alimentation. Les nutriments que nous consommons peuvent avoir un impact significatif sur l'apparence et la santé de notre peau. Une alimentation équilibrée et riche en nutriments peut aider à prévenir les problèmes cutanés, à favoriser une peau éclatante et à ralentir le processus de vieillissement.

11.2 Les Nutriments Essentiels Pour Une Peau Saine

Certains nutriments sont particulièrement importants pour maintenir une peau saine :

- Vitamine C : La vitamine C est un

antioxydant puissant qui aide à protéger la peau contre les dommages causés par les radicaux libres. Elle joue également un rôle clé dans la production de collagène, qui maintient la fermeté et l'élasticité de la peau. On la trouve dans les agrumes, les fraises, les kiwis et les poivrons.

- Vitamine E : La vitamine E est un autre antioxydant important pour la santé de la peau. Elle aide à protéger la peau contre les dommages causés par les UV et à maintenir son hydratation. Les amandes, les graines de tournesol et les avocats sont de bonnes sources de vitamine E.

- Vitamine A : La vitamine A est essentielle pour la régénération cellulaire et la réparation de la peau. Les aliments riches en vitamine A comprennent les carottes, les patates douces et les épinards.

- Zinc : Le zinc est un minéral important pour la santé de la peau. Il aide à la cicatrisation des plaies, à la réduction de l'inflammation et à la régulation de la production de sébum. Les huîtres, les noix et les graines de citrouille sont des sources riches en zinc.

- Oméga-3 : Les acides gras oméga-3 aident à maintenir l'hydratation de la peau, à réduire l'inflammation et à prévenir les signes de vieillissement. Les poissons gras, les graines de lin et les noix sont riches en oméga-3.

11.3 Les Aliments Pour Une Peau Éclatante

Voici quelques aliments spécifiques qui peuvent contribuer à une peau éclatante :

- Les baies : Les baies telles que les myrtilles, les fraises et les framboises sont riches en antioxydants qui protègent la peau des dommages et favorisent une apparence jeune.

- Les avocats : Les avocats sont riches en graisses saines et en vitamine E, ce qui aide à maintenir l'hydratation et l'élasticité de la peau.

- Les noix : Les noix, en particulier les amandes et les noix de cajou, sont riches en vitamine E et en zinc, deux nutriments essentiels pour une peau saine.

- Les légumes verts à feuilles : Les légumes verts à feuilles comme les épinards et le chou kale sont riches en vitamines A et C, qui sont cruciales pour la santé de la peau.

- Les poissons gras : Les poissons gras tels que le saumon et le maquereau sont riches en acides gras oméga-3 qui aident à maintenir la peau hydratée et à réduire l'inflammation.

11.4 Les Habitudes Alimentaires Pour Maintenir Une Peau Saine

En plus de consommer des aliments spécifiques, adopter certaines habitudes alimentaires peut également contribuer à une peau saine :

- Hydratez-vous : Buvez suffisamment d'eau tout au long de la journée pour maintenir l'hydratation de la peau.

- Évitez les excès de sucre : Une consommation excessive de sucre peut provoquer des éruptions cutanées et accélérer le vieillissement de la peau. Limitez les aliments et les boissons riches en sucre ajouté.

- Limitez la consommation d'alcool : L'alcool peut déshydrater la peau et provoquer des rougeurs et une inflammation. Limitez votre consommation d'alcool pour préserver la santé de votre peau.

- Consommez des aliments riches en antioxydants : Les antioxydants aident à protéger la peau contre les dommages causés par les radicaux libres. Incluez une variété de fruits, de légumes et de noix dans votre alimentation.

En suivant ces conseils et en adoptant une alimentation équilibrée, vous pouvez améliorer la santé et l'apparence de votre peau, et favoriser un teint éclatant et jeune.

CHAPITRE 12 : L'ALIMENTATION POUR LA SANTÉ MENTALE ET ÉMOTIONNELLE

12.1 Introduction À La Santé Mentale Et À L'importance De L'alimentation

La santé mentale et émotionnelle est essentielle pour notre bien-être global. L'alimentation joue un rôle crucial dans la régulation de l'humeur, de l'anxiété et du stress. Certains nutriments peuvent aider à soutenir la santé mentale et à favoriser un état d'esprit positif.

12.2 Les Nutriments Clés Pour La Santé Mentale

Certains nutriments sont particulièrement importants pour maintenir une bonne santé mentale :

- Oméga-3 : Les acides gras oméga-3 présents dans les poissons gras, les graines de lin et les noix sont essentiels pour la fonction cérébrale et peuvent aider à réduire les symptômes de la dépression et de l'anxiété.

- Vitamines B : Les vitamines B, notamment la B6, la B12 et l'acide folique, jouent un rôle crucial dans la production de neurotransmetteurs régulant l'humeur. Les sources de vitamines B incluent les légumes verts, les légumineuses, les céréales complètes et les produits animaux.

- Vitamine D : La vitamine D est importante pour la santé mentale. Une carence en vitamine D est associée à un risque accru de dépression. On peut la trouver dans les poissons gras, les champignons et les produits laitiers enrichis.

- Magnésium : Le magnésium est un minéral qui aide à réguler le stress et à améliorer l'humeur. On le trouve dans les légumes verts, les noix, les graines et les légumineuses.

- Probiotiques : Les probiotiques présents dans les aliments fermentés comme le yaourt, la choucroute et le kéfir peuvent améliorer la santé intestinale, ce qui a un impact positif sur la santé mentale.

12.3 Les Aliments Pour Améliorer L'humeur Et Réduire Le Stress

Voici quelques aliments qui peuvent aider à améliorer l'humeur et à réduire le stress :

- Les poissons gras : Le saumon, le maquereau et les sardines sont riches en oméga-3, qui peuvent aider à réduire les symptômes de la dépression et de l'anxiété.

- Les légumes verts : Les épinards, le chou kale et le brocoli sont riches en vitamines B et en magnésium, qui sont bénéfiques pour la santé mentale.

- Les noix et les graines : Les amandes, les noix de cajou et les graines de tournesol sont de bonnes sources de magnésium et de vitamines B.

- Les fruits riches en vitamine C : Les oranges, les fraises et les kiwis sont riches en vitamine C, qui peut aider à réduire le stress.

- Les aliments fermentés : Le yaourt,

le kéfir et la choucroute contiennent des probiotiques qui peuvent améliorer la santé intestinale et, par conséquent, la santé mentale.

12.4 Les Habitudes Alimentaires Pour Soutenir La Santé Mentale

En plus de consommer des aliments spécifiques, adopter certaines habitudes alimentaires peut également contribuer à une meilleure santé mentale :

- Mangez régulièrement : Ne sautez pas de repas et essayez de manger à des heures régulières pour maintenir des niveaux d'énergie stables et éviter les fluctuations de l'humeur.

- Évitez les aliments transformés : Les aliments riches en sucres ajoutés et en graisses saturées peuvent nuire à la santé mentale. Privilégiez les aliments frais et non transformés.

- Hydratez-vous : La déshydratation peut affecter l'humeur et la concentration. Buvez suffisamment d'eau tout au long de la journée.

- Limitez la caféine et l'alcool : La caféine et l'alcool peuvent affecter le sommeil et l'humeur. Consommez-les avec modération.

- Pratiquez la pleine conscience en mangeant : Mangez lentement et savourez chaque bouchée pour mieux apprécier vos repas et éviter de trop manger.

En suivant ces conseils et en adoptant une alimentation équilibrée, vous pouvez soutenir votre santé mentale et émotionnelle, améliorer votre humeur et réduire le stress.

CHAPITRE 13 : L'ALIMENTATION POUR LA PERFORMANCE SPORTIVE

13.1 Introduction À La Nutrition Sportive Et À Son Importance

Une alimentation appropriée est essentielle pour optimiser la performance sportive. Les athlètes et les personnes actives ont des besoins nutritionnels spécifiques pour soutenir l'entraînement, favoriser la récupération et améliorer les performances. Une alimentation bien planifiée peut aider à atteindre ces objectifs.

13.2 Les Macronutriments Pour La Performance Sportive

Les macronutriments jouent un rôle crucial dans la nutrition sportive :

- Glucides : Les glucides sont la principale source d'énergie pour les activités physiques. Ils fournissent l'énergie nécessaire pour les exercices de haute intensité et d'endurance. Les sources de glucides incluent les grains entiers, les fruits, les légumes et les légumineuses.

- Protéines : Les protéines sont essentielles pour la réparation et la croissance musculaire. Les athlètes ont besoin de plus de protéines pour soutenir la récupération et la synthèse musculaire. Les sources de protéines incluent les viandes maigres, les poissons, les œufs, les produits laitiers, les légumineuses et les noix.

- Lipides : Les graisses fournissent une source d'énergie concentrée et sont importantes pour la santé cellulaire et la production d'hormones. Les sources de graisses saines incluent les avocats, les noix, les graines et les huiles végétales.

13.3 Les Micronutriments Pour La Performance Sportive

Les micronutriments sont également essentiels pour la performance sportive :

- Fer : Le fer est important pour le transport

de l'oxygène dans le sang et pour prévenir la fatigue. Les sources de fer incluent les viandes rouges, les légumes verts à feuilles et les légumineuses.

- Calcium : Le calcium est crucial pour la santé des os et la contraction musculaire. Les sources de calcium incluent les produits laitiers, les légumes verts à feuilles et les aliments enrichis.

- Magnésium : Le magnésium est important pour la fonction musculaire et nerveuse. On le trouve dans les légumes verts, les noix et les graines.

13.4 Les Stratégies Nutritionnelles Pour Améliorer La Performance Sportive

Voici quelques stratégies nutritionnelles pour optimiser la performance sportive :

- Mangez avant l'entraînement : Consommez un repas riche en glucides et en protéines environ 2 à 3 heures avant l'entraînement pour fournir l'énergie nécessaire et soutenir la récupération musculaire.

- Hydratez-vous adéquatement : Buvez suffisamment d'eau avant, pendant et après l'exercice pour prévenir la déshydratation et maintenir des niveaux de performance optimaux.

- Rechargez après l'entraînement : Consommez un repas ou une collation riche en protéines et en glucides dans les 30 à 60 minutes suivant l'exercice pour favoriser la récupération et la réparation musculaire.

- Planifiez vos repas : Planifiez vos repas et vos collations en fonction de votre programme d'entraînement pour maximiser l'apport en nutriments et soutenir vos objectifs de performance.

- Écoutez votre corps : Soyez attentif à vos besoins nutritionnels individuels et ajustez votre alimentation en conséquence. Chaque athlète est unique et peut avoir des besoins spécifiques.

En suivant ces stratégies nutritionnelles et en adoptant une alimentation équilibrée, vous pouvez optimiser votre performance sportive, améliorer votre récupération et atteindre vos objectifs d'entraînement.

CHAPITRE 14 : L'ALIMENTATION DURABLE ET ÉTHIQUE

14.1 Introduction À L'alimentation Durable Et À Son Importance

L'alimentation durable et éthique est une approche qui prend en compte l'impact environnemental, social et économique de nos choix alimentaires. En adoptant une alimentation durable, nous pouvons contribuer à la protection de l'environnement, au bien-être des animaux et au soutien des communautés locales.

14.2 Les Principes De L'alimentation Durable

Voici quelques principes clés de l'alimentation durable :

- Privilégiez les aliments locaux et de saison : Choisissez des aliments produits localement et de saison pour réduire l'empreinte carbone liée au transport et soutenir les agriculteurs locaux.

- Réduisez la consommation de viande : La production de viande a un impact significatif sur l'environnement. Réduisez votre consommation de viande et optez pour des sources de protéines végétales comme les légumineuses, les noix et les graines.

- Évitez le gaspillage alimentaire : Planifiez vos repas, conservez les restes et utilisez les aliments de manière créative pour éviter le gaspillage alimentaire.

- Choisissez des aliments biologiques : Les aliments biologiques sont cultivés sans pesticides ni engrais chimiques, ce qui est bénéfique pour l'environnement et la santé humaine.

- Privilégiez les emballages durables : Choisissez des aliments avec des emballages recyclables ou composables et évitez les plastiques à usage unique.

14.3 Les Avantages De L'alimentation Durable Pour La Santé Et L'environnement

Adopter une alimentation durable présente de nombreux avantages :

- Réduction de l'empreinte carbone : En choisissant des aliments locaux, de saison et à faible impact environnemental, nous contribuons à réduire les émissions de gaz à effet de serre.

- Protection de la biodiversité : Les pratiques agricoles durables favorisent la préservation de la biodiversité et des écosystèmes naturels.

- Amélioration de la santé : Les aliments biologiques et locaux sont souvent plus riches en nutriments et exempts de résidus de pesticides.

- Soutien des communautés locales : En achetant des produits locaux, nous soutenons les agriculteurs et les producteurs locaux, ce qui favorise l'économie locale et le développement communautaire.

Bien sûr, voici la suite révisée du texte :

14.3 Les Avantages De L'alimentation Durable Pour La Santé Et L'environnement (Suite)

...Soutien des pratiques éthiques : En choisissant des produits issus de l'agriculture biologique et de l'élevage éthique, nous encourageons des pratiques respectueuses des animaux et de l'environnement.

14.4 Comment Adopter Une Alimentation Durable Au Quotidien

Adopter une alimentation durable peut sembler intimidant, mais voici quelques étapes simples pour commencer :

- Faites des achats locaux : Recherchez des marchés de producteurs locaux ou des coopératives alimentaires pour acheter des produits de saison et soutenir l'économie locale.

- Réduisez la consommation de viande : Essayez de remplacer une ou deux portions de viande par semaine par des alternatives végétariennes ou végétaliennes.

- Pratiquez le jardinage : Si possible, cultivez vos propres légumes, herbes et fruits. Cela réduit l'empreinte carbone et vous permet de manger des produits frais.

- Utilisez des emballages réutilisables : Investissez dans des sacs réutilisables, des bocaux en verre et des contenants pour réduire les déchets plastiques.

- Planifiez vos repas : Prévoyez vos repas à l'avance pour minimiser le gaspillage alimentaire. Utilisez les restes pour préparer de nouveaux plats.

- Informez-vous : Apprenez-en plus sur les labels alimentaires et les certifications (comme le label bio) pour faire des choix éclairés.

En adoptant ces pratiques, vous pouvez progressivement intégrer une alimentation durable et éthique dans votre quotidien, contribuant ainsi à un mode de vie plus respectueux de l'environnement et de la société.

CHAPITRE 15 : L'ALIMENTATION ET LA LONGÉVITÉ

15.1 Introduction À La Relation Entre L'alimentation Et La Longévité

Une alimentation équilibrée et riche en nutriments peut jouer un rôle clé dans la promotion de la longévité et de la qualité de vie. De nombreuses études montrent que certains aliments et régimes alimentaires peuvent aider à prévenir les maladies chroniques et à ralentir le processus de vieillissement.

15.2 Les Régimes Alimentaires Associés À La Longévité

Certaines populations à travers le monde, connues pour leur longévité exceptionnelle, suivent des régimes alimentaires spécifiques. Voici quelques exemples de ces régimes :

- Régime méditerranéen : Ce régime est riche en fruits, légumes, grains entiers, poissons, huiles d'olive et noix. Il est associé à une réduction des risques de maladies cardiovasculaires et à une espérance de vie plus longue.

- Régime d'Okinawa : Les habitants d'Okinawa, au Japon, ont l'une des espérances de vie les plus élevées au monde. Leur régime alimentaire est basé sur des légumes, des tubercules comme la patate douce, du tofu, du poisson et du riz.

- Régime végétarien : Les régimes végétariens, qui excluent la viande et le poisson, sont souvent associés à une réduction des risques de maladies chroniques et à une meilleure santé globale.

- Régime plant-based : Les régimes à base de plantes, qui mettent l'accent sur les aliments non transformés et d'origine végétale, sont également liés à une longévité accrue.

15.3 Les Aliments Qui Favorisent La Longévité

Certains aliments sont particulièrement bénéfiques pour la santé et peuvent contribuer à une vie plus longue et plus saine :

- Les légumes crucifères : Les légumes comme le brocoli, le chou-fleur, le chou et les choux de Bruxelles sont riches en antioxydants et en composés anti-inflammatoires.

- Les baies : Les baies comme les myrtilles, les fraises et les framboises sont riches en antioxydants et en vitamines.

- Les noix et les graines : Les amandes, les noix, les graines de chia et les graines de lin sont riches en graisses saines, en fibres et en protéines.

- Les légumineuses : Les haricots, les lentilles et les pois chiches sont riches en protéines, en fibres et en nutriments essentiels.

- Les grains entiers : Les grains entiers comme le quinoa, le riz brun et l'avoine fournissent des fibres, des vitamines et des minéraux.

- Les poissons gras : Les poissons comme le saumon, le maquereau et les sardines sont riches en acides gras oméga-3, qui sont bénéfiques pour la santé cardiaque et cérébrale.

15.4 Habitudes Alimentaires Pour Promouvoir La Longévité

En plus de choisir des aliments spécifiques, certaines habitudes alimentaires peuvent contribuer à une vie plus longue et plus saine :

- Pratiquez la modération : Évitez de trop manger et respectez les signaux de satiété de votre corps. La restriction calorique modérée est associée à la longévité.

- Adoptez un régime riche en plantes : Consommez une grande variété de fruits, légumes, grains entiers, noix et légumineuses.

- Limitez la consommation d'aliments transformés : Évitez les aliments riches en sucres ajoutés, en graisses saturées et en additifs artificiels.

- Hydratez-vous : Buvez suffisamment d'eau pour maintenir une bonne hydratation et soutenir les fonctions corporelles.

- Mangez en pleine conscience : Prenez le temps de savourer vos repas, mangez lentement et appréciez chaque bouchée.

En intégrant ces habitudes alimentaires dans votre quotidien, vous pouvez promouvoir une meilleure santé, prévenir les maladies chroniques et augmenter vos chances de vivre une vie longue et épanouissante.

CHAPITRE 16 : RECETTES ET IDÉES DE REPAS

16.1 Introduction Aux Recettes Saines Et Équilibrées

Une alimentation saine et équilibrée ne signifie pas renoncer au plaisir de manger. Voici quelques idées de recettes délicieuses et nutritives pour vous inspirer à cuisiner des repas sains à la maison.

16.2 Recettes De Petit-Déjeuner

1.Smoothie vert énergisant

- Ingrédients : 1 banane, 1 tasse d'épinards, 1/2 tasse de lait d'amande, 1 cuillère à soupe de graines de chia, 1 cuillère à café de miel.

- Préparation : Mélangez tous les ingrédients dans un blender jusqu'à consistance lisse. Servez immédiatement.

2. Avoine du jour

- Ingrédients : 1/2 tasse d'avoine, 1 tasse de lait d'amande, 1/4 tasse de yaourt grec, 1 cuillère à soupe de graines de chia, 1/2 tasse de baies mélangées.

- Préparation : Mélangez tous les ingrédients dans un bol et laissez reposer au réfrigérateur pendant la nuit. Le matin, remuez et ajoutez des fruits frais si désiré.

16.3 Recettes De Déjeuner

1.Salade de quinoa et légumes

- Ingrédients : 1 tasse de quinoa cuit, 1 tasse de légumes grillés (courgettes, poivrons, aubergines), 1/4 tasse de feta émiettée, 2 cuillères à soupe de vinaigrette au citron.

- Préparation : Mélangez tous les ingrédients dans un grand bol. Servez frais ou à température ambiante.

2.Wrap aux légumes et houmous

- Ingrédients : 1 tortilla de blé entier, 2 cuillères à soupe de houmous, 1/2 tasse de carottes râpées, 1/2 avocat tranché, une poignée de roquette.

- Préparation : Étalez le houmous sur la tortilla, ajoutez les légumes et roulez fermement. Coupez en deux et servez.

16.4 Recettes De Dîner

1.Saumon grillé et légumes rôtis

- Ingrédients : 2 filets de saumon, 2 tasses de légumes assortis (brocoli, carottes, poivrons), 2 cuillères à soupe d'huile d'olive, jus de citron, sel et poivre.

- Préparation : Préchauffez le four à 200°C. Disposez les légumes sur une plaque de cuisson, arrosez d'huile d'olive, de sel et de poivre, et faites rôtir pendant 20 minutes. Grillez le saumon avec un peu d'huile d'olive et du jus de citron pendant environ 10 minutes. Servez ensemble.

2.Curry de lentilles et épinards

- Ingrédients : 1 tasse de lentilles rouges, 1 boîte de lait de coco, 2 tasses d'épinards frais, 1 oignon haché, 2 gousses d'ail émincées, 1 cuillère à soupe de pâte de curry rouge.

- Préparation : Faites revenir l'oignon et l'ail dans une grande poêle avec un peu d'huile. Ajoutez la pâte de curry et faites cuire pendant 2 minutes. Ajoutez les lentilles, le lait de coco et laissez mijoter jusqu'à ce que les lentilles soient tendres. Ajoutez les épinards et laissez cuire jusqu'à ce qu'ils soient fanés. Servez chaud.

16.5 Recettes De Collations Saines

1.Boules d'énergie aux dattes et noix

- Ingrédients : 1 tasse de dattes dénoyautées, 1/2 tasse de noix de cajou, 1/4 tasse de graines de chia, 2 cuillères à soupe de poudre de cacao, 1 cuillère à soupe d'huile de coco.

- Préparation : Mixez tous les ingrédients dans un robot culinaire jusqu'à obtenir une consistance homogène. Formez des petites boules avec vos mains et placez-les au réfrigérateur pendant au moins 30 minutes avant de déguster.

2.Chips de kale

- Ingrédients : 1 bouquet de kale, 1 cuillère à soupe d'huile d'olive, 1 cuillère à café de sel de mer.

- Préparation : Préchauffez le four à 150°C. Lavez et séchez le kale, puis retirez les tiges et déchirez les feuilles en morceaux. Mélangez les feuilles avec l'huile d'olive et le sel. Disposez-les sur une plaque de cuisson et faites cuire pendant 20 minutes, en remuant à mi-cuisson, jusqu'à ce qu'elles soient croustillantes.

16.6 Recettes De Desserts Sains

1.Compote de pommes et cannelle

- Ingrédients : 4 pommes, pelées et coupées en dés, 1 cuillère à soupe de jus de citron, 1 cuillère à café de cannelle moulue, 1/4 tasse d'eau.

- Préparation : Placez les pommes, le jus de citron, la cannelle et l'eau dans une casserole. Faites cuire à feu moyen jusqu'à ce que les pommes soient tendres, environ 15 minutes. Mixez légèrement si vous préférez une texture plus lisse. Servez chaud ou froid.

2.Pudding de chia à la vanille

- Ingrédients : 1/4 tasse de graines de chia, 1 tasse de lait d'amande, 1 cuillère à soupe de sirop d'érable, 1 cuillère à café d'extrait de vanille.

- Préparation : Mélangez tous les ingrédients dans un bol et laissez reposer au réfrigérateur pendant au moins 4 heures, ou toute la nuit, jusqu'à ce que le mélange épaississe. Remuez avant de servir et garnissez de fruits frais si désiré.

16.7 Boissons Saines

1.Eau infusée au citron et au concombre

- Ingrédients : 1 litre d'eau, 1 citron tranché, 1/2 concombre tranché, quelques feuilles de menthe.

- Préparation : Mélangez tous les ingrédients dans une carafe et laissez infuser au réfrigérateur pendant au moins 2 heures avant de servir.

2.Smoothie à la mangue et au curcuma

- Ingrédients : 1 tasse de morceaux de mangue, 1 banane, 1 tasse de lait de coco, 1/2 cuillère à café de curcuma en poudre, 1 cuillère à café de miel.

- Préparation : Mixez tous les ingrédients dans un blender jusqu'à obtenir une consistance lisse. Servez immédiatement.

En intégrant ces recettes saines et équilibrées dans votre alimentation quotidienne, vous pouvez profiter de repas délicieux tout en nourrissant votre corps avec les nutriments dont il a besoin.

CHAPITRE 17 : CONSEILS POUR UNE ALIMENTATION ÉQUILIBRÉE EN DÉPLACEMENT

17.1 Introduction Aux Défis De Manger Sainement En Déplacement

Manger sainement en déplacement peut être un défi, mais avec une planification et des stratégies appropriées, il est possible de maintenir une alimentation équilibrée même lorsque vous êtes loin de chez vous.

17.2 Préparer Des Collations Saines À Emporter

Préparez des collations saines à emporter pour éviter de dépendre des options alimentaires souvent peu nutritives disponibles en déplacement. Voici quelques idées de collations :

- Fruits frais : Pommes, bananes, raisins et baies sont faciles à emporter et riches en nutriments.

- Noix et graines : Les amandes, les noix de cajou et les graines de tournesol sont riches en graisses saines et en protéines.

- Bâtonnets de légumes : Carottes, céleri et poivrons accompagnés de houmous ou de guacamole.

- Barres de céréales maison : Préparez des barres de céréales maison avec des flocons d'avoine, des noix, des graines et des fruits secs.

17.3 Choisir Des Options Saines Au Restaurant

Lorsque vous mangez au restaurant, vous pouvez faire des choix sains en suivant ces conseils :

- Lisez le menu à l'avance : Consultez le menu en ligne avant de vous rendre au restaurant pour repérer les options saines.

- Demandez des modifications : N'hésitez pas à demander des modifications telles que des sauces à part, des cuissons grillées au lieu de frites et des légumes supplémentaires.

- Optez pour des plats équilibrés : Choisissez des plats comprenant des protéines maigres, des légumes et des grains entiers.

- Contrôlez les portions : Demandez des portions plus petites ou partagez votre plat avec quelqu'un pour éviter de trop manger.

17.4 Hydratation En Déplacement

Rester hydraté est essentiel pour maintenir votre énergie et votre bien-être en déplacement. Voici quelques conseils :

- Emportez une bouteille d'eau réutilisable : Remplissez-la tout au long de la journée pour rester hydraté.

- Évitez les boissons sucrées : Privilégiez l'eau, les tisanes et les infusions sans sucre ajouté.

- Buvez avant de manger : Boire un verre d'eau avant les repas peut aider à éviter de trop manger et à rester hydraté.

17.5 Planification Des Repas En Déplacement

La planification est la clé pour maintenir une alimentation équilibrée en déplacement. Voici quelques astuces :

- Préparez des repas à l'avance : Préparez des repas et des collations à emporter pour les longs trajets.

- Recherchez des options alimentaires saines : Identifiez des épiceries ou des restaurants offrant des options saines dans la région où vous vous rendez.

- Emportez des ustensiles : Emportez des ustensiles réutilisables et des contenants pour pouvoir manger sainement où que vous soyez.

En adoptant ces stratégies, vous pouvez maintenir une alimentation saine et équilibrée même lorsque vous êtes en déplacement, contribuant ainsi à votre bien-être général.

CHAPITRE 18 : LA PLANIFICATION DES REPAS POUR UNE ALIMENTATION ÉQUILIBRÉE

18.1 Introduction À La Planification Des Repas

La planification des repas est une stratégie efficace pour maintenir une alimentation équilibrée, économiser du temps et réduire le stress lié aux repas. En planifiant à l'avance, vous pouvez vous assurer d'avoir des repas nutritifs et variés tout au long de la semaine.

18.2 Les Avantages De La Planification Des Repas

Voici quelques avantages de la planification des repas :

- Économie de temps : En planifiant et en préparant vos repas à l'avance, vous gagnez du temps pendant la semaine.

- Réduction du stress : Savoir ce que vous allez manger à l'avance réduit le stress lié aux décisions alimentaires de dernière minute.

- Économie d'argent : La planification des repas peut aider à éviter les achats impulsifs et à utiliser les ingrédients de manière plus efficace.

- Amélioration de la nutrition : La planification des repas permet de s'assurer que vous consommez une variété d'aliments nutritifs.

18.3 Comment Planifier Des Repas Équilibrés

Voici quelques étapes pour planifier des repas équilibrés :

- Établissez un menu hebdomadaire : Planifiez vos repas pour la semaine en incluant une variété de protéines, de légumes, de grains entiers et de graisses saines.

- Faites une liste de courses : Écrivez une liste

des ingrédients dont vous aurez besoin pour préparer vos repas.

- Préparez les ingrédients à l'avance : Lavez, coupez et préparez les ingrédients à l'avance pour gagner du temps pendant la semaine.

- Cuisinez en grande quantité : Préparez des plats en grande quantité et conservez-les au réfrigérateur ou au congélateur pour les repas futurs.

- Soyez flexible : Soyez prêt à ajuster votre plan de repas en fonction de vos besoins et de votre emploi du temps.

18.4 Exemples De Menus Hebdomadaires Équilibrés

Voici un exemple de menu hebdomadaire pour vous inspirer :

- Lundi :

  - Petit-déjeuner : Smoothie vert énergisant.

  - Déjeuner : Salade de quinoa et légumes.

  - Dîner : Saumon grillé et légumes rôtis.

- Collation : Boules d'énergie aux dattes et noix.

- Mardi :

- Petit-déjeuner : Avoine du jour.

- Déjeuner : Wrap aux légumes et houmous.

- Dîner : Curry de lentilles et épinards.

- Collation : Chips de kale.

- Mercredi :

- Petit-déjeuner : Compote de pommes et cannelle.

- Déjeuner : Salade de poulet aux légumes verts.

- Dîner : Tofu sauté aux légumes.

- Collation : Yaourt grec avec fruits frais.

Jeudi :

Petit-déjeuner : Pudding de chia à la vanille.

Déjeuner : Salade de thon avec légumes

variés.

Dîner : Poulet rôti avec légumes racines.

Collation : Bâtonnets de légumes avec houmous.

Vendredi :

Petit-déjeuner : Smoothie à la mangue et au curcuma.

Déjeuner : Riz complet avec légumes sautés et tofu.

Dîner : Poisson grillé avec quinoa et salade de roquette.

Collation : Fruits frais (pommes, raisins).

Samedi :

Petit-déjeuner : Omelette aux légumes.

Déjeuner : Wrap au poulet grillé et légumes.

Dîner : Spaghetti de courgettes avec sauce tomate maison.

Collation : Mélange de noix et de graines.

Dimanche :

Petit-déjeuner : Avoine du jour avec baies mélangées.

Déjeuner : Salade de lentilles avec feta et légumes.

Dîner : Pizza maison avec pâte de blé entier et légumes.

Collation : Yaourt grec avec miel et noix.

En suivant ce type de planification des repas, vous pouvez vous assurer d'avoir une alimentation équilibrée et nutritive tout au long de la semaine. N'hésitez pas à ajuster les recettes et les ingrédients en fonction de vos préférences et de la saison.

CHAPITRE 19 : ADAPTER L'ALIMENTATION AUX DIFFÉRENTES PHASES DE LA VIE

19.1 Introduction À L'alimentation Adaptée Aux Phases De La Vie

Les besoins nutritionnels évoluent au cours de notre vie. Il est important d'adapter notre alimentation pour répondre aux exigences spécifiques de chaque phase, qu'il s'agisse de l'enfance, de l'adolescence, de l'âge adulte ou de la vieillesse.

19.2 Alimentation Pour Les Enfants Et Les Adolescents

Les enfants et les adolescents ont besoin d'une alimentation riche en nutriments pour soutenir leur croissance et leur développement :

Protéines : Les protéines sont essentielles

pour la croissance musculaire et la réparation des tissus. Les sources de protéines incluent les viandes maigres, le poisson, les œufs, les produits laitiers, les légumineuses et les noix.

Calcium : Le calcium est crucial pour le développement des os et des dents. Les produits laitiers, les légumes verts à feuilles et les aliments enrichis sont de bonnes sources de calcium.

Fer : Le fer est nécessaire pour le développement cognitif et pour prévenir l'anémie. Les viandes rouges, les légumes verts, les légumineuses et les céréales enrichies sont riches en fer.

Fruits et légumes : Les fruits et légumes fournissent des vitamines, des minéraux et des fibres essentielles pour une bonne santé. Encouragez une consommation variée et colorée.

19.3 Alimentation Pour Les Adultes

Les adultes doivent maintenir une

alimentation équilibrée pour soutenir leur santé et prévenir les maladies chroniques :

Fibres : Les fibres sont importantes pour la digestion et la prévention des maladies cardiovasculaires. Incluez des grains entiers, des fruits, des légumes et des légumineuses dans votre alimentation.

Graisses saines : Les graisses insaturées, comme celles trouvées dans les avocats, les noix et les huiles végétales, sont bénéfiques pour la santé cardiaque.

Antioxydants : Les antioxydants aident à combattre les radicaux libres et à prévenir le vieillissement cellulaire. Consommez des fruits et légumes riches en antioxydants.

Hydratation : Buvez suffisamment d'eau tout au long de la journée pour maintenir une bonne hydratation.

19.4 Alimentation Pour Les Personnes Âgées

Les besoins nutritionnels des personnes

âgées changent, et il est important de les adapter pour maintenir leur santé et leur vitalité :

Protéines : Les protéines aident à prévenir la perte musculaire liée à l'âge. Les sources de protéines comprennent les viandes maigres, le poisson, les œufs, les produits laitiers et les légumineuses.

Calcium et vitamine D : Ces nutriments sont essentiels pour la santé osseuse et la prévention de l'ostéoporose. Les produits laitiers, les poissons gras et les aliments enrichis sont de bonnes sources.

Fibres : Les fibres aident à maintenir une bonne digestion et à prévenir la constipation. Consommez des grains entiers, des fruits, des légumes et des légumineuses.

Hydratation : La déshydratation peut être un problème chez les personnes âgées. Assurez-vous qu'elles boivent suffisamment d'eau tout au long de la journée.

En adaptant l'alimentation aux différentes phases de la vie, nous pouvons nous assurer que nous répondons à nos besoins nutritionnels spécifiques et que nous maintenons notre santé et notre bien-être à chaque étape.

CHAPITRE 20 : CONCLUSION ET DERNIÈRES RÉFLEXIONS

20.1 Récapitulatif Des Points Clés

Tout au long de ce livre, nous avons exploré comment une alimentation équilibrée et nutritive peut améliorer notre santé et notre bien-être de diverses manières. Nous avons couvert des sujets tels que :

Les fondements de l'alimentation saine et les nutriments essentiels.

Les super aliments et leurs bienfaits.

Les aliments anti-inflammatoires, les aliments pour renforcer le système immunitaire et pour la santé cardiaque, cérébrale et digestive.

Les stratégies pour la gestion du poids, la performance sportive, et la santé de la peau, mentale et émotionnelle.

L'importance de l'alimentation durable et

éthique, ainsi que des recettes saines et équilibrées.

La planification des repas et l'adaptation de l'alimentation aux différentes phases de la vie.

20.2 Encouragement À Adopter Une Alimentation Saine

Adopter une alimentation saine et équilibrée est l'une des meilleures décisions que nous puissions prendre pour notre santé. En faisant des choix alimentaires éclairés, en planifiant nos repas et en intégrant des aliments nutritifs dans notre alimentation quotidienne, nous pouvons améliorer notre bien-être général et prévenir de nombreuses maladies.

20.3 Réflexions Finales

L'alimentation est bien plus que simplement nourrir notre corps. Elle joue un rôle central dans notre vie, influençant notre santé physique, mentale et émotionnelle.

En choisissant des aliments qui nourrissent notre corps et notre esprit, nous pouvons vivre une vie plus saine, plus heureuse et plus épanouissante.

Nous espérons que ce livre vous a fourni les connaissances et l'inspiration nécessaires pour faire des choix alimentaires positifs et durables. N'oubliez pas que chaque petit pas vers une alimentation plus saine compte et que vous avez le pouvoir de transformer votre santé et votre vie par les choix que vous faites chaque jour.